Kazue Sawami
Yukari Katahata
Chizuko Suishu

Treino cerebral para os idosos

Kazue Sawami
Yukari Katahata
Chizuko Suishu

Treino cerebral para os idosos

Verificação da eficácia

ScienciaScripts

Imprint

Cover image: www.ingimage.com

This book is a translation from the original published under ISBN 978-3-659-83562-9.

Publisher:
Sciencia Scripts
is a trademark of
Dodo Books Indian Ocean Ltd. and OmniScriptum S.R.L publishing group

120 High Road, East Finchley, London, N2 9ED, United Kingdom
Str. Armeneasca 28/1, office 1, Chisinau MD-2012, Republic of Moldova, Europe
Printed at: see last page
ISBN: 978-620-8-27463-4

Conteúdo

Prefácio

De acordo com um anúncio do Ministério da Saúde, do Trabalho e da Segurança Social do Japão, em 2015, estimava-se que 1 em cada 4 idosos com mais de 65 anos sofria de demência ou do seu precursor, o défice cognitivo ligeiro (ICM). Esta situação irá inevitavelmente aumentar no futuro, pelo que o desenvolvimento de políticas preventivas é uma questão premente.

Com base em pesquisas anteriores que indicam que 1: atividade intelectual, 2: exercício habitual e 3: relações interpessoais ajudam a suprimir a demência, realizámos os seguintes programas preventivos para os cidadãos idosos da zona local.

1. Treino do cérebro e sua avaliação

Em termos de treino cerebral, uma vez que a eficácia do método de dupla tarefa, em que o sujeito calcula enquanto caminha, não foi amplamente relatada na investigação anterior, combinámos a dupla tarefa com a terapia de aprendizagem.

Esta avaliação utilizou o rastreio de DCL "Montreal Cognitive Assessment (MoCA Test)".

2. Instrução e avaliação aeróbica

Trata-se de um conceito que mostra uma correlação entre uma redução da velocidade de marcha e a função cognitiva. Para prevenir o síndroma do Risco Cognitivo Motor (RCM), os participantes foram instruídos a caminhar a uma velocidade rápida durante 20 minutos ou mais, três vezes por semana, e a aumentar a sua passada habitual em 5 centímetros.

Esta avaliação utiliza o "teste dos 2 passos", no qual a função de marcha é avaliada a partir do tamanho da passada.

3. Avaliação emocional e relação entre função cognitiva e emoção:

A maior parte dos tratamentos não farmacológicos para as funções cognitivas dos idosos são métodos que promovem um estado de espírito agradável, como a musicoterapia e a terapia hortícola.

Até agora, têm sido relatados efeitos emocionais baseados na memória, mas não é claro até que ponto a emoção tem efeitos na memória.

Por conseguinte, avaliei a emoção dos sujeitos e analisei a relação entre a emoção e as funções cognitivas.

4. A correlação entre a função cognitiva e a composição corporal

Como prova de que o exercício físico melhora a função cognitiva, a literatura tem abordado a relação entre a função cognitiva e a massa muscular. Além disso, a relação entre a aterosclerose e o défice cognitivo também se tornou evidente.

As vias fisiopatológicas são partilhadas entre as alterações da composição corporal relacionadas com a idade e o défice cognitivo. Por conseguinte, espera-se que não só a massa muscular, mas também as alterações na composição corporal tenham um efeito na função cognitiva. Assim, esta investigação utiliza o mais recente monitor de varrimento interno para medir a composição corporal de indivíduos idosos e torna evidente a relação entre a função cognitiva e a composição corporal.

O nosso objetivo, através deste projeto, é fornecer políticas para manter e melhorar a função cognitiva que possam ser implementadas de forma simples pelos idosos.

Gostaríamos de propor um treino cerebral que os idosos possam efetuar regularmente.

Considerações éticas

As linhas gerais da investigação, o carácter voluntário da participação, o anonimato e o acordo relativo à publicação do documento foram explicados aos potenciais participantes, tanto por escrito como verbalmente, e o seu consentimento foi obtido posteriormente.

O protocolo do estudo foi aprovado pelo comité de ética da Universidade de Medicina de Nara.

Investigador principal

Kazue Sawami.

Capítulo 1. Pré-teste

1. **Treino do cérebro e sua avaliação**

Resumo

Com o aumento, de ano para ano, da prevalência da demência e do défice cognitivo ligeiro (DCL), que é visto como uma condição anterior à demência, é necessário aprender mais sobre os métodos de prevenção. Neste contexto, foi iniciado um projeto para ajudar a prevenir a demência, dirigido a todos os cidadãos da cidade de Kashihara, na província de Nara. Na intervenção, incorporámos particularmente o dual-task como exercício de movimento preparatório para a terapia de estudo. A tarefa dupla acrescenta o elemento do pensamento, ao contrário da tarefa simples, que consiste apenas no movimento, e a tarefa dupla tem sido referida como melhorando o desempenho da memória.

Utilizámos o teste MoCA para avaliar a função cognitiva. Os resultados do teste MoCA permitiram-nos separar quais as funções que se espera que sofram um declínio acentuado com o envelhecimento e quais as que sofrem apenas um ligeiro declínio. Entre as funções que registaram um grande declínio contam-se a alternância de pistas, a fluência verbal, a repetição de frases, as competências visuoconstrutivas (relógio), a recordação tardia e a atenção, mas a maioria destas funções registou uma melhoria significativa após a intervenção.

Podemos esperar prolongar a duração da função cognitiva plena se continuarmos a utilizar este método.

PALAVRAS-CHAVE: défice cognitivo ligeiro, teste MoCA, métodos preventivos, tarefa dupla

1. Antecedentes

O número de doentes com demência e com deficiência cognitiva ligeira (MCI), que é uma reserva da demência, está a aumentar todos os anos e é necessário tomar medidas de prevenção3). Assim, o Departamento de Enfermagem Gerontológica da Universidade de Medicina de Nara e o Centro de Serviços de Apoio Comunitário da

Câmara Municipal de Kashihara iniciaram em conjunto um projeto de prevenção da demência para todos os cidadãos da cidade de Kashihara. Foi distribuído um folheto público em todas as casas da cidade de Kashihara e os cidadãos foram recolhidos.

A função cognitiva dos cidadãos foi avaliada e foram treinados métodos de prevenção da demência (melhoria da dieta, terapia do exercício, métodos de estudo). Para a interposição, utilizámos especialmente a tarefa dupla como aquecimento. Em comparação com a tarefa simples, que é apenas exercício, há muitos relatos de melhoria do desempenho da memória com a tarefa dupla, incluindo o processo de pensamento4-5).

Para as pessoas da disciplina, foram distribuídos livros didácticos para a prática contínua de acções preventivas e foram distribuídos filmes a quem os solicitou.

2. Objetivo

• Avaliar a função cognitiva dos participantes.

• Continuar a formar as pessoas sobre a melhoria da dieta, da terapia de exercício e do método de estudo.

3. Métodos

• Os indivíduos foram reunidos em todos os diferentes salões públicos da cidade de Kashihara e foram efectuados treinos sobre a melhoria da dieta e exercício aeróbico. De seguida, foi realizada uma terapia de estudo (memorização de frases, repetição de números e ayat invertido, cálculo, trava-línguas) após os exercícios de aquecimento indicados abaixo: 90 minutos.

- Exercícios de aquecimento; (1) Bater palmas em múltiplos de 3 enquanto dá passos para a esquerda e para a direita (figura 1). → Acelerar quando os membros se habituarem. → Mudar os múltiplos quando os membros se habituarem.

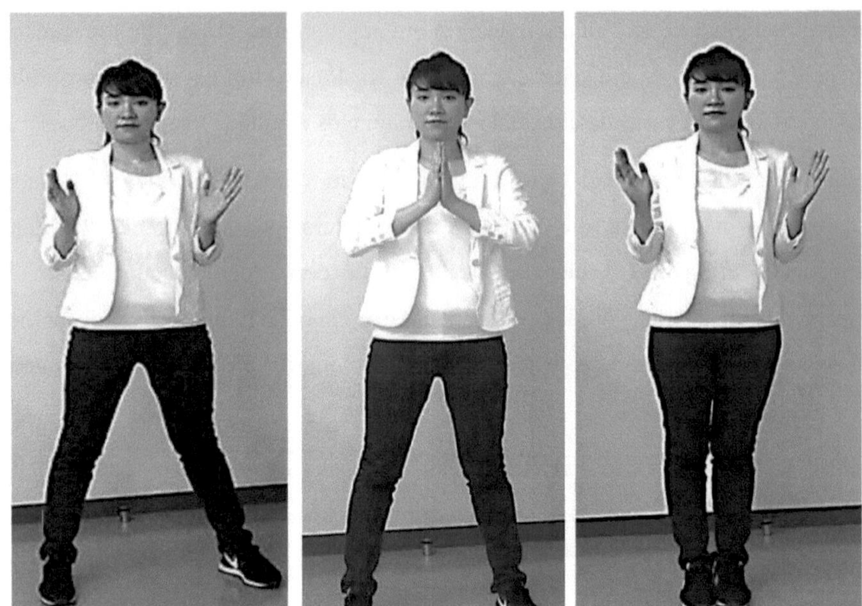

Figura 1. Bater palmas em múltiplos enquanto dá passos à esquerda e à direita

(2) Exercício pedra-papel (figura 2); Fazer uma pedra com a mão ao peito e fazer papel com a mão estendida. Trocar a cada segundo. → Acelerar. De seguida, fazer papel com a mão que está ao peito e fazer uma pedra com a mão estendida. Trocar a cada segundo. → Acelerar.

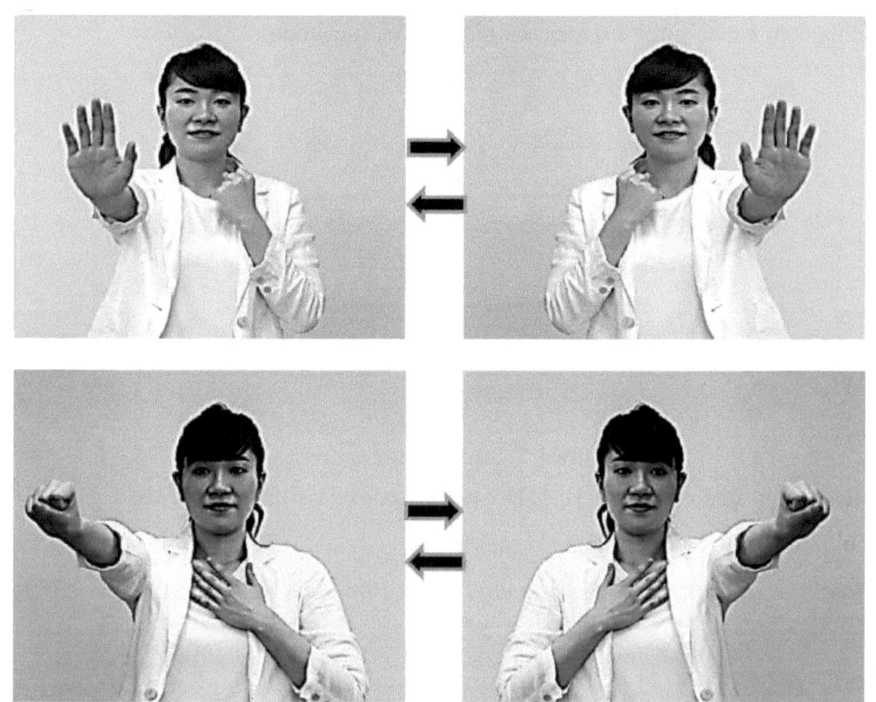

Figura 2. Exercício Rock-Paper

(3) Bata na coxa com o punho direito e esfregue a coxa com a palma da mão esquerda (figura 3). Trocar a mão esquerda pela direita de 4 em 4 vezes. → Acelerar.

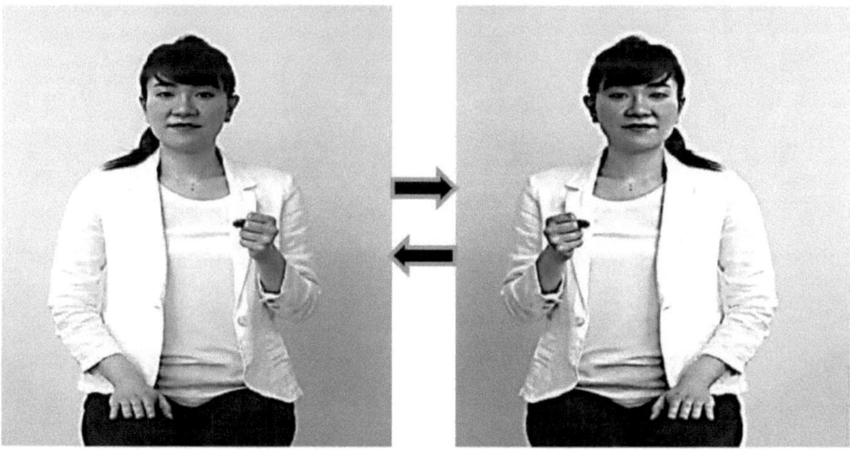

Figura 3. Bater com a direita, esfregar com a esquerda. Trocar após 4 vezes.

(4) Toque no nariz e na orelha (Figura 4); segure o nariz com a mão esquerda e segure

a orelha com a mão direita. Trocar de mãos a cada segundo. → Acelerar.

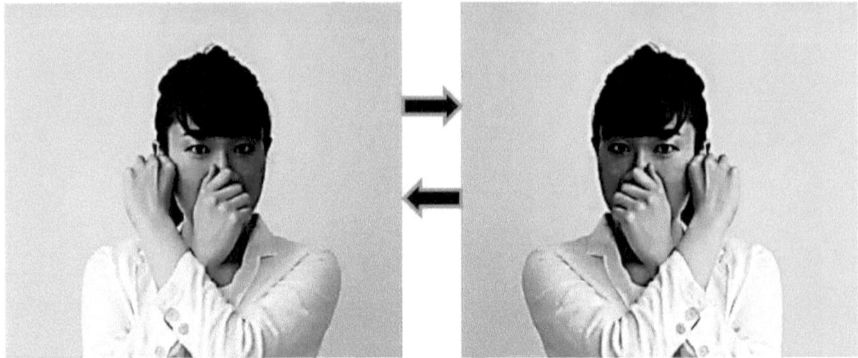

Figura 4. Toque no nariz e nas orelhas

(5) Dobrar os dedos (Figura 5); 1. Dobrar os dedos a partir do polegar.

2. Dobrar os dedos a partir do dedo mindinho.

3. Dobrar os dedos com a mão esquerda a partir do dedo mindinho e a mão direita a partir do polegar.

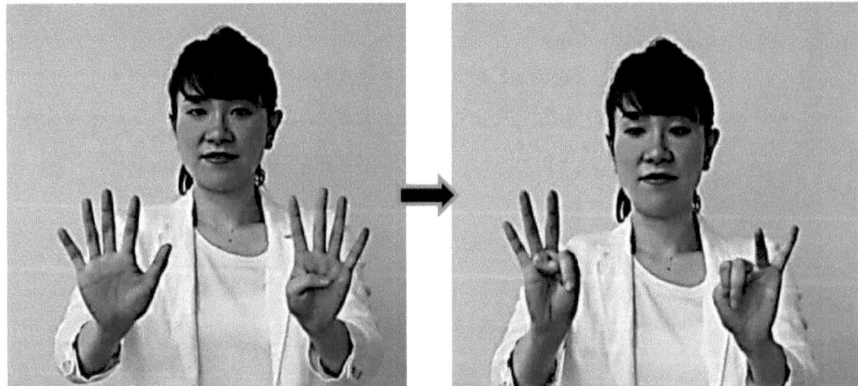

Figura 5. Dobragem dos dedos

4. Dobrar os dedos com a mão esquerda a partir do polegar e a mão direita a partir do dedo mindinho.

5. Começar a dobrar o dedo com o polegar da mão esquerda já dobrado. 6. Começar a dobrar o dedo com o polegar direito já dobrado.

• **Método de estudo: memorização** de frases, repetição de números e ayat invertido, cálculo e trava-línguas.

• **Medição da função cognitiva:** Manual de instruções da versão japonesa do Montreal Cognitive Assessment (MoCA-J); Trata-se de um instrumento de rastreio cognitivo desenvolvido para detetar o défice cognitivo ligeiro (MCI). Avalia diferentes domínios cognitivos: atenção e concentração, funções executivas, memória, linguagem, capacidades visuoconstrutivas, pensamento concetual, cálculos e orientação.

O tempo de administração do MoCA é de aproximadamente 10 minutos. A pontuação total possível é de 30 pontos; uma pontuação de 26 ou superior é considerada normal. (Fonte: Tradução da versão japonesa do MoCA; Hiroyuki Suzuki, Supervisão;

Yoshinori Fujiwara. Instituto Metropolitano de Gerontologia de Tóquio).

• **Período de tempo:** junho-julho / 2015

• **Análise:** Relação da idade e do sexo com a pontuação no teste MoCA: Coeficiente de correlação de Spearman.

Comparação das variáveis antes e depois da intervenção: Teste t pareado.

4. Resultados

Os participantes eram 66 do sexo masculino e 238 do sexo feminino. O teste MoCA foi efectuado antes e depois da interposição e a pontuação média de cada item por idade é apresentada na figura (Fig. 6-11).

A pontuação no teste Alternating Trail Making diminuiu com a idade (coeficiente de correlação de Spearman: r=-0,34), mas melhorou significativamente após a intervenção (teste t emparelhado: p=0,006).

Habilidades Visuoconstrutivas (Cubo) mesmo com o aumento da idade, quase sem alteração. A fluência verbal diminuiu com a idade (r=-0,33), e não houve alteração após a intervenção (Figura 6).

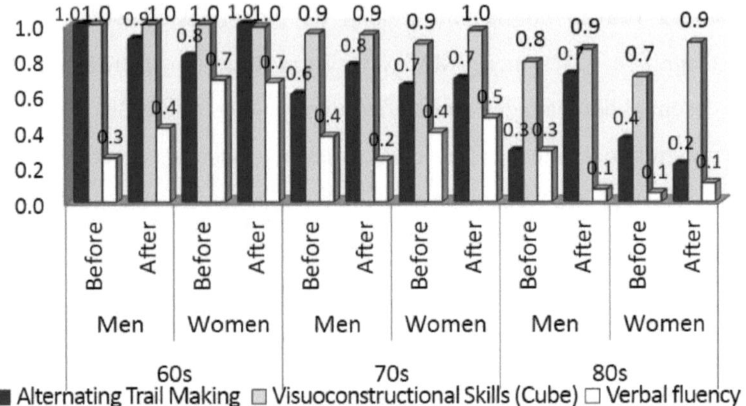

Figura 6. A pontuação média no teste MoCA: escala de 1 ponto

A pontuação na repetição de frases diminuiu com a idade (r=-0,27), mas melhorou significativamente após a intervenção (p=0,016).

A abstração diminuiu lentamente com a idade, mas manteve-se sem aumentar para baixo (Figura 7).

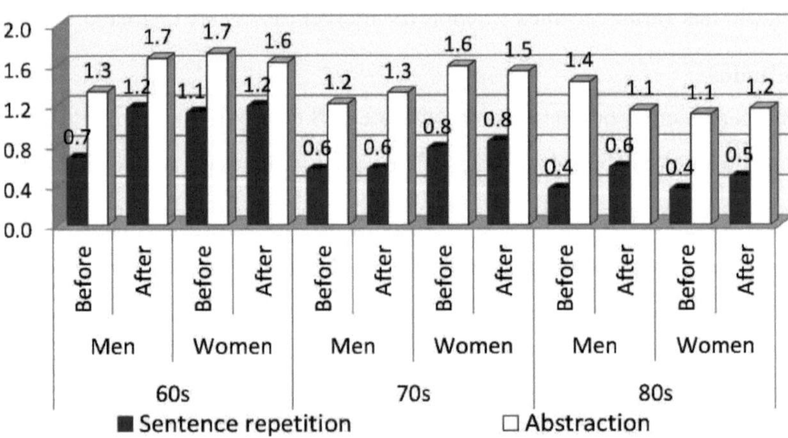

Figura 7. A pontuação média no teste MoCA: escala de 2 pontos

As competências visuoconstrutivas (tarefa do relógio) diminuíram com a idade (r=-0,26), mas melhoraram significativamente após a intervenção (p=0,000).

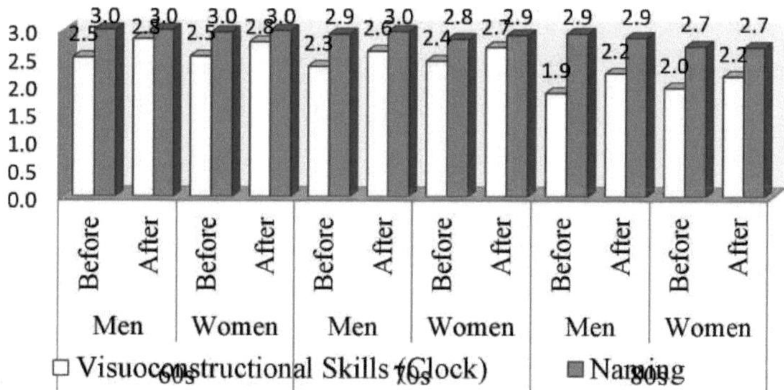

Figura 8. A pontuação média no teste MoCA: Escala de 3 pontos

Mesmo com o aumento da idade, quase não se registou qualquer alteração (Figura 8).

A evocação tardia diminuiu com a idade (r=-0,40), mas melhorou significativamente após a intervenção (p=0,000).

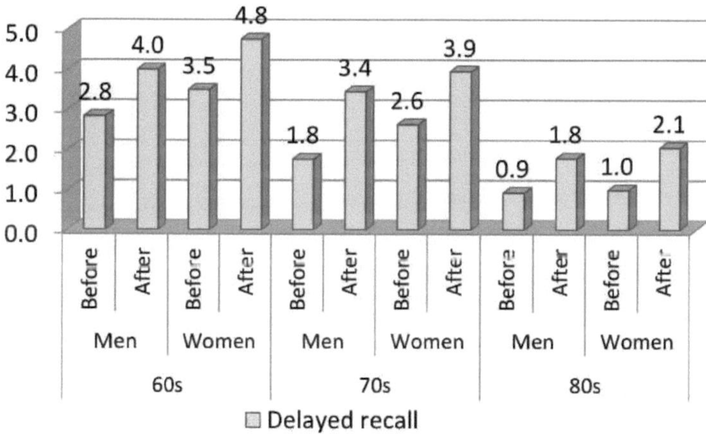

Figura 9. A pontuação média no teste MoCA: Escala de 5 pontos

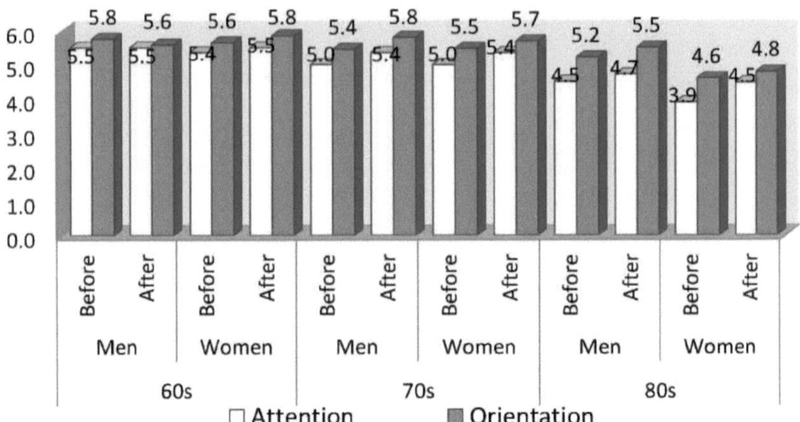

Figura 10. A pontuação média no teste MoCA: Escala de 6 pontos

A atenção diminuiu com a idade (r=-0,36), mas registou uma melhoria significativa após a intervenção (p=0,000). A orientação diminuiu com a idade, mas manteve-se sem aumentar no sentido descendente (Figura 10).

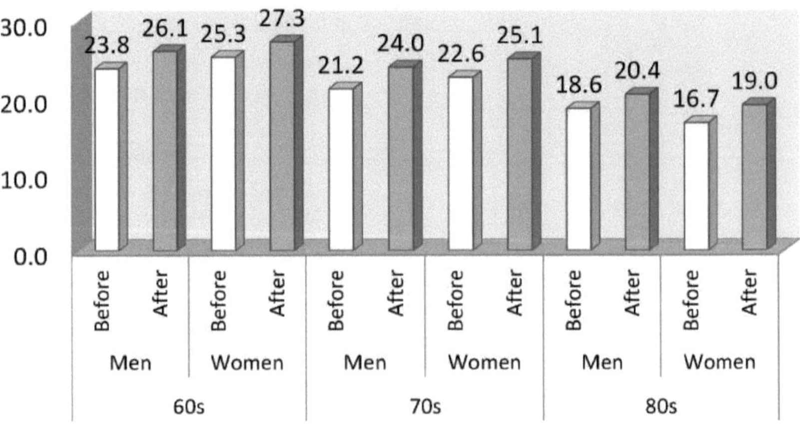

Figura 11. A pontuação média no teste MoCA: Pontuação total

Embora a pontuação total tenha diminuído com a idade (r=0,51), melhorou cerca de 2 pontos em todas as idades após a intervenção (p=0,000).

5. Discussão

Como resultado, verificou-se que a função cognitiva se dividia entre uma função que diminui rapidamente com a idade e uma função que se mantém constante após uma ligeira diminuição. As funções que diminuem rapidamente são a alternância de pistas, a fluência verbal, a repetição de frases, as capacidades visuoconstrutivas (relógio), a recordação tardia e a atenção. Suspeita-se que diminuam mais sem cuidados. Não foram observadas diferenças entre os géneros.

No entanto, quase todas as funções cognitivas que declinam com a idade registaram melhorias significativas após a intervenção, pelo que, através da utilização contínua destes métodos, se pode esperar que o período de tempo durante o qual estas funções são mantidas seja suficientemente prolongado. De entre estas, apenas a fluência verbal não registou melhorias. O método de treino desta função deve ser revisto e deve ser desenvolvido um método de treino em que as capacidades verbais sejam mais utilizadas.

Com o aumento da idade, a função cerebral para a dupla tarefa diminui6-8). Ainda se discute se o treino pode melhorar8-9) ou ter um efeito inversolO). Mas na nossa vida quotidiana, durante um passeio, durante as compras ou durante a interação com os amigos, estamos sempre a realizar múltiplas tarefas. Por isso, concluímos que o treino correspondente a estas acções tornará a vida quotidiana mais fácil e incorporará o treino de tarefas múltiplas. Como resultado, registámos um aumento significativo da função cognitiva.

Mas não efectuámos uma comparação com o treino de uma única tarefa, pelo que não sabemos qual tem maior efeito. Por isso, o próximo objetivo é a comparação entre os dois.

Além disso, espera-se que os dados regressem ao estado anterior à interposição sem formação contínua, pelo que o acompanhamento da formação individual diária é também uma ação a realizar.

6. Conclusão

Verificou-se um aumento significativo na pontuação total do teste MoCA, na realização de pistas alternadas, na repetição de frases, na atenção, nas competências visuoconstrutivas (relógio), na recordação retardada e na atenção através do treino de tarefas duplas e do método de estudo.

Podemos esperar prolongar a duração da função cognitiva plena se continuarmos a utilizar este método.

Agradecimentos

Gostaríamos de agradecer a todos os idosos por participarem neste projeto. Agradecemos também a total cooperação do pessoal do Conselho Municipal de Assistência Social de Kashihara do Centro de Serviços de Apoio Comunitário que concordou com o objetivo desta investigação e nos ajudou a planear, recrutar os participantes, comunicar, organizar o local e fazer a receção.

A menina Otani, estudante da Universidade de Medicina de Nara, ajudou na criação do vídeo dos exercícios de aquecimento. Estamos imensamente satisfeitos com a sua contribuição.

Referências

1) Eshkoor SA, Hamid TA, Mun CY, Ng CK. Mild cognitive impairment and its management in older people. Clin Interv Aging. 2015;10:687-93.

2) Cooper C, Sommerlad A, Lyketsos CG, Livingston G. Modifiable predictors of dementia in mild cognitive impairment: a systematic review and meta-analysis. Am J Psychiatry. 2015;172(4):323-34.

3) Jekel K, Damian M, Wattmo C, Hausner L, Bullock R, Connelly PJ, Dubois B, Eriksdotter M, Ewers M, Graessel E, Kramberger MG, Law E, Mecocci P, Molinuevo JL, Nygârd L, Olde-Rikkert MG, Orgogozo JM, Pasquier F, Peres K, Salmon E, Sikkes SA, Sobow T, Spiegel R, Tsolaki M, Winblad B, Frölich L. Comprometimento cognitivo ligeiro e défices nas actividades instrumentais da vida diária: uma revisão sistemática. Alzheimers Res Ther. 2015 Mar 18;7(1):17.

4) Suzuki T, Shimada H, Makizako H, Doi T, Yoshida D, Ito K, Shimokata H, Washimi Y, Endo H, Kato T. A Randomized Controlled Trial of Multicomponent Exercise in Older Adults with Mild Cognitive Impairment (Um ensaio aleatório controlado de exercício multicomponente em adultos mais velhos com deficiência cognitiva ligeira). PLoS ONE. 2013; 8(4): e61483.

5) Erickson KI, Colcombe SJ, Wadhwa R, Bherer L, Peterson MS, Scalf PE, Kim JS , Alvarado M, Kramer AF. Alterações de ativação funcional induzidas pelo treino no processamento de tarefas duplas: um estudo FMRI. Cereb Cortex. 2007;17(1):192-204.

6) Clapp WC, Rubens MT, Sabharwal J, Gazzaley A. Deficit in switching between functional brain networks underlies the impact of multitasking on working memory in older adults. PNAS. 2011; 108(17): 7212-17.

7) Malcolm BR, Foxe JJ, Butler JS, De Sanctis P. The aging brain shows less flexible reallocation of cognitive resources during dual-task walking: Um estudo de imagem móvel do cérebro/corpo (MoBI). Neuroimage. 2015;117:230-42.

8) Ohsugi H, Ohgi S, Shigemori K, Schneider EB. Differences in dual-task performance and prefrontal cortex activation between young and older adults. BMC Neuroscience. 2013;14 (10) doi: 10. 1186 / 1471-2202-14-10.

9) Bherer, L., Kramer, AF, Peterson, MS, Colcombe, S., Erickson, K., Becic, E. Training effects on dual-task performance: are there related age differences in plasticity of attentional control? Psychology and Aging. 2005;20:695-709.

10) Sandra Bond Chapman, Shelly Kirkland. Make Your Brain Smarter: Increase Your Brain's Creativity, Energy, and Focus [Torne o seu cérebro mais inteligente: aumente a criatividade, a energia e a concentração do seu cérebro]. Health & Fitness. 2014;74-78.

Capítulo 2. Comparação entre a dupla tarefa e a tarefa única na prevenção do declínio cognitivo e a relação entre a cognição e o tamanho da passada

Resumo

O primeiro objetivo desta investigação foi comparar a eficácia entre a tarefa dupla e a tarefa simples durante seis meses de treino cerebral. O resultado foi que a tarefa dupla mostrou uma melhoria mais significativa na função cognitiva numa vasta gama.

Para prevenir ainda mais a síndrome de risco cognitivo motor (RCM), demos instruções para andar a uma velocidade mais rápida do que o normal e para aumentar a passada normal em 5 centímetros. Para avaliar a capacidade de marcha, realizámos o teste dos dois passos. A confirmação dos benefícios desta intervenção na marcha e a extensão da correlação entre a passada e a função cognitiva foi o segundo objetivo desta investigação.

Os resultados mostraram que houve um aumento significativo da passada e uma correlação entre a função cognitiva e a passada.

PALAVRAS-CHAVE: treino cerebral, tarefa dupla, síndrome de risco cognitivo motor, tamanho da passada, teste de dois passos

1. Introdução

Tal como descrito anteriormente, em investigações anteriores sobre o treino do cérebro, há relatos de que a tarefa dupla é mais significativa do que a tarefa simples e, de facto, foram observadas melhorias significativas na função cognitiva após a realização de exercícios de tarefa dupla no nosso pré-teste. Esta intervenção foi continuada durante seis meses e foi efectuada uma comparação antes e depois da realização de tarefas simples.

Além disso, a relação entre o risco cognitivo e a velocidade de marcha tem vindo a ganhar atenção nos últimos anos. O síndroma de risco cognitivo motor (RCM) é um estado em que a velocidade de marcha diminui para 3,5 km por hora e em que se regista uma pequena diminuição da função cognitiva. Foi referido que estas pessoas têm o dobro da probabilidade de desenvolver demência em comparação com o estado normal.

Para prevenir esta situação, instruímo-los a caminhar a uma velocidade rápida durante 20 minutos ou mais por vez, 3 vezes ou mais por semana e a aumentar a sua passada normal em 5 centímetros (Figura 1).

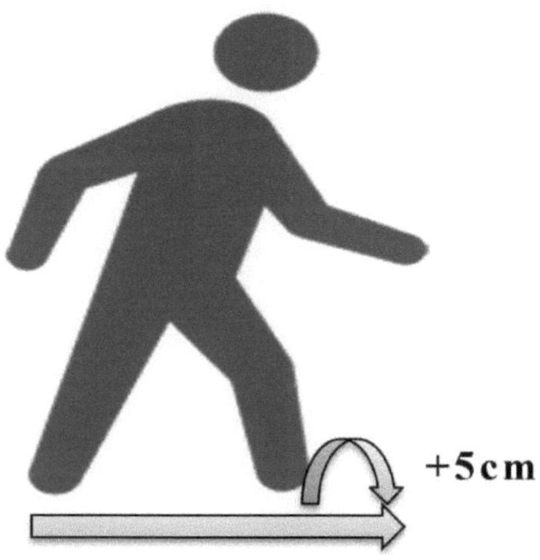

Exercícios para melhorar a passada.

Figura 1. Aumentar a largura dos passos em 5 centímetros e caminhar rapidamente

Executámos o teste dos 2 passos para avaliar esta capacidade de marcha.

O segundo objetivo da investigação consistia em confirmar, ao longo dos 6 meses de intervenção, em que medida se verificava uma diferença significativa entre a dupla tarefa e a tarefa simples, bem como a extensão da correlação entre a passada e a função cognitiva.

2. Métodos

- **Intervenção**

Tarefa dupla: Após a realização de exercícios de aquecimento que movimentavam as mãos e os pés e de um jogo ativo de dupla tarefa, foi realizada uma tarefa de estudo.

Além disso, foram instruídos a caminhar a uma velocidade rápida durante 20 minutos ou mais, três vezes por semana, e a aumentar a sua passada habitual em 5 centímetros.

Tarefa única: Apenas foi efectuado o método de estudo passivo.

A formação teve a duração de seis meses, com uma sessão de 90 minutos por mês. Os participantes foram recrutados através de anúncios publicitários.

- **Medição da função cognitiva:** Versão japonesa do Montreal Cognitive Assessment (MoCA-J).

- **Medição do tamanho da passada:** No teste dos dois passos, pede-se ao sujeito que se coloque de pé com os dois pés juntos, dê dois passos tão largos quanto possível e depois subtraia a altura à distância percorrida (Figura 2).

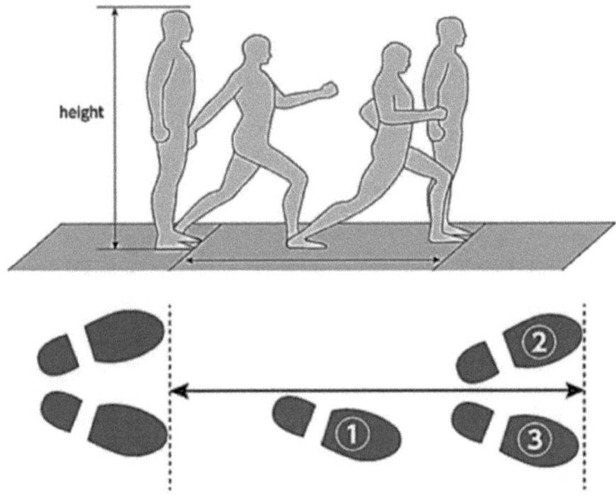

2 valor do passo = distância medida / altura

Figura 2. Teste em duas etapas

A fonte: Conferência de Promoção do Desafio Locomo do Japão.

Diz-se que este valor reflecte o nível de autossuficiência na vida quotidiana e o risco de queda. O quadro 1 apresenta os valores médios para um japonês em idade (Fonte: Japan Locomo Challenge Promotion Conference).

Se o indivíduo não atingir o valor médio da sua idade, se a situação não se alterar, existe uma grande possibilidade de se verificarem deficiências em actividades como a marcha.

Tabela 1. Média do teste japonês em duas etapas

Age	Men	Women
20 - 29	1.64 ~ 1.73	1.56 ~ 1.68
30 - 39	1.61 ~ 1.68	1.51 ~ 1.58
40 - 49	1.54 ~ 1.62	1.49 ~ 1.57
50 – 59	1.56 ~ 1.61	1.48 ~ 1.55
60 – 69	1.53 ~ 1.58	1.45 ~ 1.52
70 – 79	1.42 ~ 1.52	1.36 ~ 1.48

A fonte: Conferência de Promoção do Desafio Locomo do Japão.

- **Período de tempo:** abril a setembro de 2015

- **Análise:** Foi utilizado um teste t emparelhado para comparar as variáveis antes e depois da intervenção.

A relação entre a idade e os valores dos dois passos com a pontuação do MoCA foi analisada utilizando o coeficiente de correlação de Spearman.

3. Resultados

- Resultados do MoCA

Participaram 284 pessoas (75 homens e 209 mulheres), com uma idade média de 68,4 ± 8,3 anos. Os participantes foram selecionados para o grupo de tarefa dupla ou para o grupo de tarefa simples.

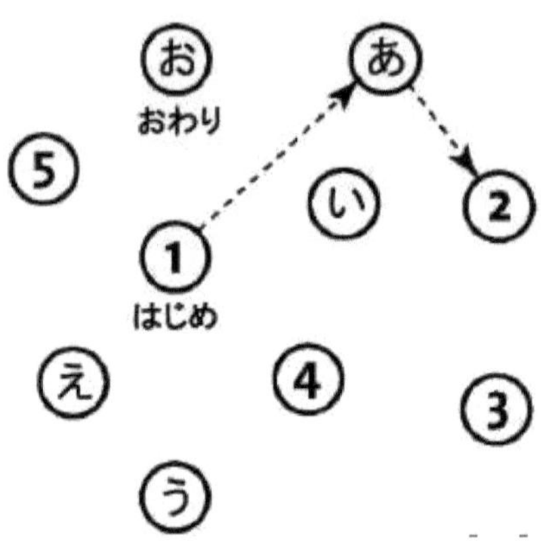

Teste de traçado de pistas: O teste pode fornecer informações sobre a velocidade de pesquisa visual, o rastreio, a velocidade de processamento, a flexibilidade mental, bem como o funcionamento executivo. A pontuação no teste de alternância de pistas diminuiu com a idade (r = - 0,24), mas melhorou significativamente após a intervenção no grupo de dupla tarefa (grupo de dupla tarefa: p = 0,011, grupo de tarefa única: n.s.).

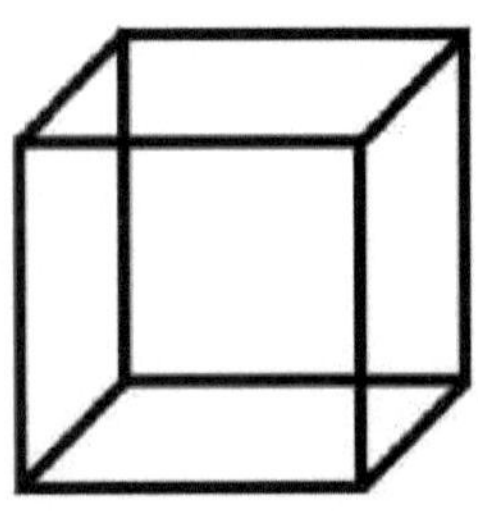

Competências visuoconstrutivas (Cubo): Independentemente da idade, a maioria dos participantes adquiriu uma pontuação elevada desde o início. Por este motivo, não se registaram alterações na pontuação antes e depois da intervenção (n.s.).

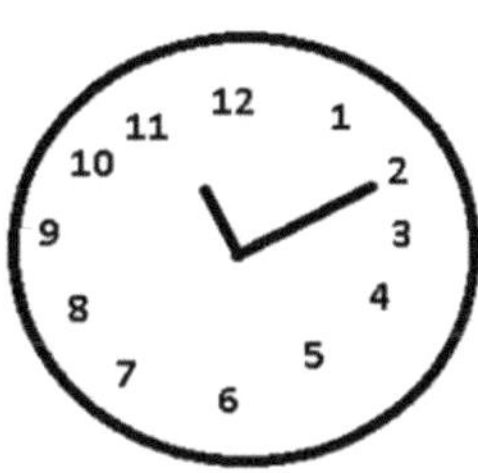	**Competências visuoconstrutivas (tarefa do relógio) :** Embora a pontuação do grupo de tarefa dupla tenha melhorado significativamente (p = 0,001), a pontuação do grupo de tarefa simples não sofreu alterações (n.s.).
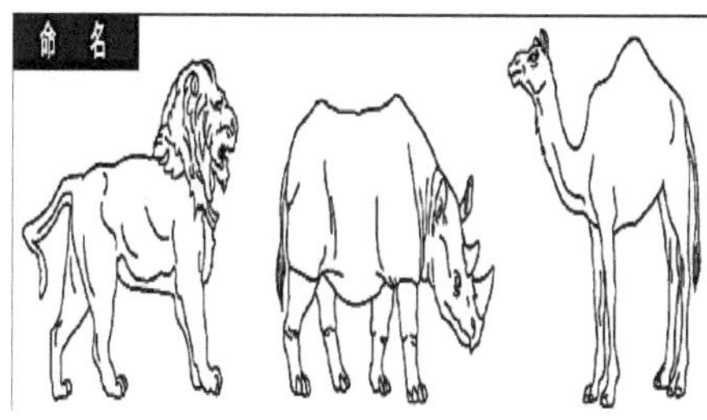	Nomeação: Independentemente da idade, a maioria dos participantes obteve uma pontuação elevada desde o início. Por este motivo, não se registaram alterações na pontuação antes e depois da intervenção (n.s.).
A atenção, a concentração e a memória de trabalho são avaliadas através de uma tarefa de atenção sustentada (deteção de alvos por meio de toques), uma tarefa de subtração em série e dígitos para a frente e para trás.	Embora a pontuação do grupo de tarefas duplas tenha melhorado significativamente (p = 0,000), a pontuação do grupo de tarefas simples não apresentou alterações (n.s.).
Repetição: Duas frases sintaticamente complexas são repetidas.	Grupo de tarefa dupla e simples: ambos melhoraram (p = 0,000).
A fluência verbal é avaliada começando com uma determinada letra do alfabeto.	Embora as pontuações tenham aumentado após a intervenção, esse aumento não foi significativo.
O pensamento abstrato é avaliado através de uma tarefa de abstração verbal com dois itens.	Os resultados da tarefa melhoraram após a intervenção (tarefa dupla: p = 0,001, tarefa simples: p = 0,017).
A tarefa de recordação da memória de curto prazo envolve ensaios de cinco	A recordação tardia diminuiu com a idade (r = -0,33), mas melhorou

substantivos e a recordação diferida após cerca de 5 minutos.	significativamente após a intervenção (tarefa dupla: p = 0,011; tarefa simples: p = 0,007).
Orientação: Data e local exato.	Independentemente da idade, a maioria dos participantes obteve uma pontuação elevada desde o início. Por este motivo, não se registaram alterações na pontuação antes e depois da intervenção.
PONTUAÇÃO TOTAL: A pontuação total possível é de 30 pontos; uma pontuação de 26 ou superior é considerada normal.	Embora a pontuação total tenha diminuído com a idade (r = -0,26), melhorou cerca de 2-5 pontos em todas as idades após a intervenção (tarefa dupla e tarefa simples, ambas p = 0,000).

- Resultados do teste em duas fases

Embora o valor dos dois passos tenha tido uma correlação negativa com a idade (coeficiente de correlação de Spearman: r = -0,32, p = 0,01), foi observada uma expansão significativa da passada em comparação com o antes e o depois da intervenção (teste de Wilcoxon: p = 0,03).

Foi observada uma correlação positiva entre o valor das duas etapas e a pontuação total do MoCA (r = 0,38, p = 0,03).

4. Discussão

Neste treino cerebral, tal como em estudos anteriores, a tarefa dupla teve um alcance efetivo mais amplo do que a tarefa simples. Nos estudos anteriores sobre o treino do cérebro, há relatos como os seguintes. Foram encontradas pontuações mais elevadas em atenção, fluência verbal e compreensão, e semelhanças no grupo de tarefa dupla do que no grupo de tarefa simples na pós-intervenção 2).

Também obtivemos resultados semelhantes nos resultados da nossa investigação: na atenção, nas capacidades visuoconstrutivas, na concentração e na memória de trabalho, o grupo de tarefa dupla melhorou significativamente em relação ao grupo de tarefa simples. Além disso, na repetição, no pensamento abstrato e na recordação da memória de curto prazo, tanto o grupo de tarefa dupla como o de tarefa simples obtiveram resultados significativamente melhores.

Por conseguinte, também nas tarefas simples, como o treino apenas do corpo ou apenas do cérebro, foram obtidos efeitos parciais. No entanto, a tarefa dupla, que utiliza o corpo e o cérebro ao mesmo tempo, teve efeitos maiores. Por esta razão, vários estudos de neuroimagem revelaram um aumento da atividade cerebral no córtex pré-frontal durante a atividade de tarefa dupla (3-5).

O córtex pré-frontal é uma das partes em que se regista a diminuição mais precoce das funções com o envelhecimento. Esta região do cérebro desempenha funções cognitivas e de execução, como a memória de trabalho, o planeamento e o raciocínio. Além disso, faz parte das funções afetivo-motivacionais de ordem superior e do controlo do processo de tomada de decisões e do comportamento social com base nas mesmas. Assim, a importância dos esforços para manter esta função é grande.

Por outro lado, em termos da correlação entre a capacidade de andar e a função cognitiva, foram relatadas em investigações anteriores correlações entre a velocidade de andar e a função cognitiva 6-10), correlações entre a passada e a função cognitiva 11), correlações entre uma diminuição da velocidade de andar e da passada e atrofia da substância branca e dos hipocampos 12).

Também neste estudo, verificou-se uma correlação entre a passada e a pontuação do teste MoCA. Além disso, após a intervenção, a passada registou uma melhoria significativa. A partir de relatos de que a função cognitiva também melhora em conjunto com o número de passos 13), foi sugerida a possibilidade de que, através desta intervenção, tanto a capacidade de andar como a função cognitiva possam ser mantidas.

5. Conclusões

No treino do cérebro, os benefícios das tarefas duplas, em que o corpo e o cérebro são utilizados simultaneamente, são maiores do que os das tarefas individuais em que apenas o corpo ou o cérebro são treinados.

Sugere-se que, caminhando a uma velocidade mais rápida do que o normal e aumentando a passada normal em 5 centímetros, tanto a capacidade de caminhar como a função cognitiva podem ser mantidas.

Agradecimentos

Estamos sinceramente gratos a todos os idosos que participaram neste estudo.

Agradecemos também a total cooperação do pessoal da Japan Agricultural Cooperatives Nishimino, que concordou com o objetivo desta investigação e nos ajudou a planear, recrutar os participantes, comunicar, organizar o local e realizar a receção.

Referências

1) Verghese J, Annweiler C, Ayers E, Barzilai N Beauchet O, Bennett DA, Bridenbaugh SA, Buchman AS, Callisaya ML, Camicioli R, Capistrant B, Chatterji S, De Cock AM, Ferrucci L, Giladi N, Guralnik JM, Hausdorff JM, Holtzer R, Kim KW, Kowal P, Kressig RW, Lim JY, Lord S, Meguro K, Montero-Odasso M, Muir-Hunter SW, Noone ML, Rochester L, Srikanth V, Wang C. Síndrome de risco cognitivo motor: Prevalência em vários países e risco de demência. Neurology. 2014;83(8):718-26.

2) Yokoyama H, Okazaki K, Imai D, Yamashina Y, Takeda R, Naghavi N, Ota A, Hirasawa Y, Miyagawa T. O efeito do treino cognitivo-motor de dupla tarefa na função cognitiva e no rácio 42/40 do péptido amiloide ß plasmático em idosos saudáveis: um ensaio aleatório controlado. BMC Geriatrics 2015; 60(15): 1-10.

3) Wong CN, Chaddock-Heyman L, Voss MW, Burzynska AZ, Basak C, Erickson KI, Prakash RS, Szabo-Reed AN, Phillips SM, Wojcicki T, Mailey EL, McAuley E, Kramer AF. Front Aging Neurosci. 2015;154(7): 1-10.

4) Dreher JC, Grafman J. Dissociating the roles of the rostral anterior cingulate and the lateral prefrontal cortices in performing two tasks simultaneously or successively. Cereb Cortex. 2003;13: 329-39.

5) Schroeter ML, Zysset S, Kruggel F, von Cramon DY. Age dependency of hemodynamic response as measured by functional near-infrared spectroscopy.

Neuroimage. 2003;19:555-64.

6) Watson NL, Rosano C, Boudreau RM, Simonsick EM, Ferrucci L, Sutton-Tyrrell K, Hardy SE, Atkinson HH, Yaffe K, Satterfield S, Harris TB, Newman AB. Executive function, memory, and gait speed decline in well-functioning older adults. J Gerontol A Biol Sci Med Sci. 2010;65: 1093-1100.

7) Martin KL, Blizzard L, Wood AG, Srikanth V, Thomson R, Sanders LM, Callisaya ML. Função cognitiva, marcha e variabilidade da marcha em pessoas idosas: um estudo de base populacional. J Gerontol A Biol Sci Med Sci. 2013;68:726-32.

8) Montero-Odasso M, Verghese J, Beauchet O, Hausdorff JM. Marcha e cognição: uma abordagem complementar para compreender a função cerebral e o risco de queda. J Am Geriatr Soc 2012; 60:2127-36

9) Mielke MM, Roberts RO, Savica R, Cha R, Drubach DI, Christianson T, Pankratz VS, Geda YE, Machulda MM, Ivnik RJ, Knopman DS, Boeve BF, Rocca WA, Petersen RC. Assessing the temporal relationship between cognition and gait: slow gait predicts cognitive decline in the mayo clinic study of aging. J Gerontol A Biol Sci Med Sci. 2013;68(8):929-37.

10) Maquet D, Lekeu F, Warzee E, Gillain S, Wojtasik V, Salmon E, Petermans J, Croisier JL. Análise da marcha em pacientes adultos idosos com défice cognitivo ligeiro e pacientes com doença de Alzheimer ligeira: tarefa simples versus tarefa dupla: um relatório preliminar. Clinical Physiology and Functional Imaging. 2010;30(1): 51-56.

11) Verghese J, Wang C, Lipton RB, Holtzer R, Xue X. Quantitative gait dysfunction and risk of cognitive decline and dementia (Disfunção quantitativa da marcha e risco de declínio cognitivo e demência). J Neurol Neurosurg Psychiatry. 2007;78:929-35.

12) Callisaya ML, Beare R, Phan TG, Blizzard L, Thrift AG, Chen J, Srikanth VK. Mudança estrutural do cérebro e declínio da marcha: um estudo longitudinal de base populacional. J Am Geriatr Soc. 2013;61:1074-79.

13) Hayes SM, Alosco ML, Hayes JP, Cadden M, Peterson KM, Allsup K, Forman

DE, Sperling RA, Verfaellie M. Physical Activity Is Positively Associated with Episodic Memory in Aging. Jornal da Sociedade Internacional de Neuropsicologia. 2015;21(10):780-90.

Capítulo 3. Relação entre o estado mental e a função cognitiva

Resumo

A maioria dos tratamentos não farmacológicos para a função cognitiva dos idosos são métodos que promovem um estado de espírito agradável, como a música e as terapias hortícolas. Até à data, foram comunicados efeitos emocionais baseados na memória, mas não é claro até que ponto a emoção afecta a memória.

Por conseguinte, o objetivo deste estudo é clarificar a relação entre a função cognitiva e a emoção. Utilizei o Montreal Cognitive Assessment para avaliar a função cognitiva e o General Health Questionnaire-12 (GHQ-12) para avaliar a emoção, e revelei a correlação.

Com a pontuação total do GHQ-12 como variável de objetivo, foi encontrada uma correlação entre a alternância de pistas, a atenção, a abstração, a recordação tardia, a orientação e a pontuação total nas tarefas de memória. Em conclusão, à medida que o estado de mentalidade se torna mais elevado, a memória melhora.

PALAVRAS-CHAVE: emoção, memória, GHQ-12, humor agradável

1. Introdução

Tem sido referido que as actividades que promovem estados emocionais confortáveis, como a musicoterapia1-2), a terapia hortícola3) e a atividade social4), para além do já referido treino de dupla tarefa e da marcha rápida, melhoram a função cognitiva dos idosos. O efeito destas actividades difere entre documentos, mas a relação entre memória e emoção está a ser clarificada.

Os estados emocionais podem influenciar seletivamente a atividade neural relacionada com a cognição no córtex pré-frontal lateral (CPF), o que comprova a integração da emoção e da cognição5-6). Mas não é claro até que ponto os sentimentos afectam a memória, embora o seu efeito esteja a ser relatado7).

Por esta razão, o objetivo deste estudo é encontrar a relação entre a função cognitiva e a emoção.

2. Métodos

- **Assunto:** 54 utilizadores de instalações para idosos.
- Prazo: dezembro de 2015.
- **Medição da função cognitiva:** Versão japonesa do Montreal Cognitive Assessment (MoCA-J).
- **Medição dos estados emocionais:** Versão japonesa do General Health Questionnaire 12 (GHQ-12); O General Health Questionnaire é uma medida da saúde mental atual. Este instrumento foi inicialmente concebido por Goldberg8-11).

Esta medida consistia em 12 itens, cada um dos quais avaliava a gravidade de um problema mental nas últimas semanas, utilizando uma escala de tipo Likert de 4 pontos (de 0 a 3).

A pontuação foi utilizada para gerar uma pontuação total que varia de 0 a 36. Pontuações elevadas indicam uma pior saúde mental.

- **Análise:** A relação entre a pontuação do MoCA e a pontuação do GHQ-12 foi analisada utilizando o coeficiente de correlação de Spearman.

3. Resultados

O rácio de respostas foi de 100%, com 13 homens e 41 mulheres, com uma idade média de 85±8,2 anos. A pontuação média do GHQ-12 é apresentada na tabela 1. As pontuações 0 e 1 são boas e ligeiramente boas, as pontuações 2 e 3 são ligeiramente más e más.

Os itens que receberam pontuações superiores a 1 foram a concentração, o tempo de sono, o stress, a dificuldade não resolvida, a dúvida e a perda de autoestima. O item que recebeu a pior pontuação foi a insegurança.

Em seguida, ao definir a pontuação total do GHQ-12, que mostra o estado mental, como variável objetiva e o teste MoCA, que mostra a função cognitiva, como variável explicativa, o coeficiente de correlação é apresentado no quadro 2. Só são apresentados os itens que apresentaram correlação.

Tabela 1. Pontuações médias no GHQ-12

Conteúdo do GHQ-12	Valores médios
Concentração	1.18±1.15
Hora de dormir	1.11±1.06
Eficiência	0.84±0.87
Tomada de decisões	0.98±0.84
Stress	1.16±1.01
Dificuldade não resolvida	1.04±0.95
Uma rotina agradável	0.57±0.68
Agressividade face aos problemas	0.95±0.86
Desânimo	0.95±0.90
Auto-dúvida	1.25±1.05
Perda de autoestima	1.21±1.07
Euforia	0.80±0.82
Pontuação total	12.04±7.42

Verificou-se uma correlação negativa entre a pontuação do GHQ e a alternância de pistas, a atenção, a abstração, a recordação tardia, a orientação e a pontuação total, enquanto a função cognitiva era elevada quando o estado mental também era elevado.

Tabela 2. A relação entre as pontuações do MoCA e as pontuações do GHQ-12

Itens do teste MOCA	Coeficientes de correlação e valores p	
Trilhas alternadas	r	-.300*
	p	.028
Atenção	r	-.322*
	p	.017
Abstração	r	-.285*
	p	.037

Retirada tardia	r	-.310*
	p	.022
Orientação	r	-.320*
	p	.018
Pontuação total	r	-.318*

Coeficiente de correlação de Spearman.

Apenas são apresentados os itens que apresentaram correlação.

4. Discussão

Em relação aos escores do GHQ-12, os itens que apresentaram inclinação para um estado mental positivo menor que 1,0 foram eficiência, tomada de decisão, rotina agradável, agressão aos problemas, desânimo e euforia. Em média, os idosos conseguiram viver sentindo-se felizes, divertidos e com motivos para viver.

Por outro lado, os itens que se inclinavam para a mentalidade negativa eram a concentração, o tempo de sono, o stress, a dificuldade não resolvida, a dúvida e a perda de autoestima. Isto mostra que os idosos têm preocupações e stress, o que por vezes os leva a perder o sono e a auto-confiança. No entanto, os itens que se inclinam para uma mentalidade negativa atingem pouco mais de 1 ponto. Assim, o grau de stress e de preocupações era baixo e os idosos tentavam resolver os problemas de forma ativa.

Em seguida, na relação com a memória, verificou-se uma correlação negativa entre a pontuação total do GHQ-12 e a alternância entre a realização de pistas, a atenção, a abstração, a recordação tardia, a orientação e a pontuação total. À medida que o estado mental melhorava, a memória tornava-se mais elevada. A maior parte das terapias não medicamentosas para a demência são intervenções que trabalham as emoções, como a musicoterapia e a terapia hortícola acima referidas. Também neste estudo, os resultados confirmaram este facto: Houve uma correlação entre múltiplas tarefas de memória e o estado mental.

No estudo anterior sobre cognição e emoção, foi referido que a disforia diminui a memória de trabalho12) e que o afeto positivo melhora a memória de trabalho13). De facto, foi relatado um aumento da endorfina através da musicoterapia, etc. 14) e uma diminuição dos níveis de cortisol no plasma 15), pelo que estas reacções fisiológicas são consideradas factores de melhoria das funções cerebrais.

Assim, no treino do cérebro, foi sugerido que a eficácia contra a função cognitiva é maior se a emoção durante a intervenção for confortável.

5. Conclusão

Função cognitiva: Verificaram-se correlações entre a emoção e a alternância de pistas, a atenção, a abstração, a recordação tardia, a orientação e a pontuação total no GHQ-12.

No treino do cérebro, foi sugerido que a eficácia contra a função cognitiva é maior se a emoção na intervenção for confortável.

Agradecimentos

Agradecemos ao investigador que compreendeu e colaborou de bom grado com esta investigação. Agradecemos também a total cooperação do pessoal do Asuka Rakuen que concordou com o objetivo desta investigação e nos ajudou a planear, recrutar os participantes, comunicar, organizar o local e fazer a receção.

Referência

1) Hegde S. Music-Based Cognitive Remediation Therapy for Patients with Traumatic Brain Injury (Terapia de Remediação Cognitiva Baseada na Música para Pacientes com Lesão Cerebral Traumática). Front Neurol. 2014;5(34): 1-7.

2) Schlaug G, Norton A, Marchina S, Zipse L, Wan CY. Do canto à fala: facilitando a recuperação da afasia não fluente. Future Neurol. 2010;5(5):657-665.

3) Detweiler MB, Sharma T, Detweiler JG, Murphy PF, Lane S, Carman J, Chudhary AS, Halling MH, Kim KY. Qual é a evidência para apoiar o uso de jardins terapêuticos para os idosos? Psychiatry Investig. 2012;9(2):100-110.

4) James BD, Wilson RS, Barnes LL, Bennett DA. Late-Life Social Activity and Cognitive Decline in Old Age. Journal of the International Neuropsychological

Society.2011;17(6):998-1005.

5) Yamasaki H, LaBar KS, McCarth G. Dissociable prefrontal brain systems for attention and emotion. Proc Natl Acad Sci.2002; 99(17): 11447-451.

6) Gray JR, Braver TS, Raichle ME. Integração da emoção e da cognição no córtex pré-frontal lateral. Proc Natl Acad Sci. 2002;99(6):4115-120.

7) Kensinger EA, Corkin S. Memory enhancement for emotional words: Are emotional words more vividly remembered than neutral words? Memory and Cognition. 2003;31:1169-180.

8) Goldberg, DP. A deteção de doença psiquiátrica por questionário: A technique for the identification and assessment of non-psychotic psychiatric illness. Londres, Nova Iorque: Oxford University Press. 1972

9) Golderberg DP, Williams P. A user's guide to the General Health questionnaire. Windsor, Reino Unido: NFER-Nelson 1988.

10) Goldberg DP, Gater R , Sartorius N, Ustun TB, Piccinell OG , Rutter C. The validity of two versions of the GHQ in the WHO study of mental illness in general health care. Psychol Med. 1997;27:191-197.

11) Doi Y, Minowa M. Fator structure of the 12-item General Health Questionnaire in the Japanese general adult population. Psychiatry Clin Neurosci 2003;57:379-83.

12) Hubbard NA, Hutchison J, Turner M, Montroy J, Bowles RP, Rypma B. Depressive thoughts limit working memory capacity in dysphoria. Cognição e Emoção. 2016;30(2): 193-209.

13) Yang H, Yang S, Isen AM. O afeto positivo melhora a memória de trabalho: Implications for controlled cognitive processing. Cognição e Emoção. 2013;27(3): 474-482.

14) Dunbar RI, Kaskatis K, MacDonald I, Barra V. Performance of music elevates pain threshold and positive affect: implications for the evolutionary function of music. Evol Psychol. 2012;10(4):688-702.

15) Leardi S, Pietroletti R, Angeloni G, Necozione S, Ranalletta G, Del Gusto B. Ensaio clínico aleatório que examina o efeito da musicoterapia na resposta ao stress da cirurgia de dia. Br J Surg. 2007;94(8):943-947.

Capítulo 4. Relação entre a composição corporal e a função cognitiva

Resumo

Foi sugerido que o declínio da massa muscular e a progressão da arteriosclerose têm um efeito na função cognitiva.

Assim, esta investigação utiliza o mais recente monitor de varrimento interno para medir a composição corporal de indivíduos idosos e torna evidente a relação entre a função cognitiva e a composição corporal.

Os resultados mostraram que a relação entre a função cognitiva e o metabolismo basal, a massa óssea, a massa muscular, a idade metabólica e a idade vascular.

PALAVRAS-CHAVE: função cognitiva, metabolismo basal, massa óssea, massa muscular, idade metabólica, idade vascular

1. Introdução

Como prova de que o exercício físico melhora a função cognitiva, a literatura tem abordado a relação entre a função cognitiva e a massa muscular1,2. Além disso, a relação entre a aterosclerose e o défice cognitivo também se tornou evidente3.

As vias fisiopatológicas são partilhadas entre as alterações da composição corporal relacionadas com a idade e o défice cognitivo. Por conseguinte, espera-se que não só a massa muscular, mas também as alterações da composição corporal tenham um efeito na função cognitiva.

Assim, esta investigação utiliza o mais recente monitor de varrimento interno para medir a composição corporal de indivíduos idosos e torna evidente a relação entre a função cognitiva e a composição corporal.

Este estudo também mediu a composição corporal e a idade vascular dos participantes idosos e correlacionou-as com a função cognitiva. Os nossos resultados confirmaram que o programa de exercício físico melhorou tanto a função cognitiva como a composição corporal.

2. Métodos

- **Medição da função cognitiva:** Versão japonesa do Montreal Cognitive Assessment (MoCA-J).

- **Monitores de composição corporal (Inner scan monitor):** Os monitores utilizam a análise de impedância bioeléctrica (BIA) para monitorizar vários componentes da saúde geral. As medições incluem o peso, o índice de massa corporal (IMC), a gordura corporal, a taxa metabólica basal (TMB), a idade metabólica, a massa óssea, a massa muscular, a classificação física e a classificação da gordura visceral.

- **Sistema de medição da idade vascular:** A medição é efectuada colocando o dedo no sensor.

A idade dos vasos sanguíneos foi medida através da avaliação da quantidade de fluxo sanguíneo entre a primeira articulação e a ponta do dedo.

- **Período de tempo:** abril a dezembro de 2015

- **Análise:** A relação entre a idade e a composição corporal com a pontuação do MoCA foi analisada utilizando o coeficiente de correlação de Spearman.

3. Resultados

Participaram 284 pessoas (75 homens e 209 mulheres), com uma idade média de 68,4 ± 8,3 anos.

Composição corporal e idade vascular

Os valores médios da composição corporal e da idade sanguínea são apresentados no Quadro 1. O índice de massa corporal, a gordura corporal, a massa muscular, a massa óssea, a classificação da gordura visceral e o metabolismo basal diminuem com a idade, enquanto a idade metabólica e a idade vascular aumentam.

Tabela 1. Valores médios da composição corporal e da idade vascular

Idades	Índice de massa corporal	Gordura corporal	Massa muscular	Massa óssea
60s	23.96	32.37	36.34	2.19
70s	23.46	30.73	35.66	2.09
80s	21.13	27.70	30.67	1.67
Idades	**Classificação da gordura visceral**	**Metabolismo basal**	**Idade metabólica**	**Idade vascular**
60s	7.27	1119.94	58.85	63.07
70s	8.08	1079.33	65.17	68.96
80s	6.33	913.67	69.33	67.50

A pontuação MoCA e a correlação entre a composição corporal e a idade do sangue são apresentadas na Tabela 2.

O metabolismo basal, a massa óssea e a massa muscular foram positivamente correlacionados com a pontuação do MoCA. A idade vascular e a idade metabólica foram negativamente correlacionadas com a pontuação no MoCA.

Tabela 2: Correlação entre a pontuação do MoCA e a composição corporal e a idade vascular

Itens do teste MoCA	Correlações com a composição corporal e a idade vascular (coeficiente de correlação)
Trilhas alternadas	Metabolismo basal (0,27)
Competências visuoconstrutivas (Relógio)	Massa óssea (0,26)
Atenção	Massa óssea (0,26), Idade vascular (-0,34)
Repetição de frases	Massa óssea (0,28), Massa muscular (0,25), Metabolismo basal (0,27)
Fluência verbal	Idade metabólica (-0,28)
Abstração	Idade metabólica (-0,28)

Retirada tardia	Idade metabólica (-0,29), Idade vascular (-0,35)
Orientação	Idade vascular (-0,42)
Pontuação total	Metabolismo basal (0,25), Massa óssea (0,28) Massa muscular (0,27), Idade vascular (-0,39)

Coeficiente de correlação de Spearman

4. Discussão

Na correlação entre a composição corporal e a função cognitiva, o metabolismo basal, a massa óssea e a massa muscular aumentaram com a pontuação na função cognitiva. Em contrapartida, a idade vascular e a idade metabólica estavam negativamente correlacionadas com a pontuação na função cognitiva. Estudos anteriores também encontraram uma correlação entre a massa muscular e a função cognitiva 4). Para além disso, foi também referida a correlação entre a densidade mineral óssea e a função cognitiva 5).

A relação entre o risco vascular e a função cognitiva é bem conhecida 6- 11); de facto, este estudo também encontrou o coeficiente de correlação mais elevado para a pontuação total do MoCA e a idade vascular.

Por conseguinte, travar o avanço do envelhecimento dos vasos sanguíneos através da preservação da massa muscular e da densidade óssea pode ajudar a manter a função cognitiva. No entanto, nos últimos tempos, os hábitos alimentares irregulares e o stress aumentaram o número de pessoas com uma idade dos vasos sanguíneos superior à idade real, o que se tornou um problema de saúde muito familiar.

Os factores de risco vascular aceleram o declínio cognitivo em indivíduos idosos11-14 e agravam consideravelmente a qualidade de vida. Além disso, foi demonstrado que a doença de Alzheimer (DA) afecta as células endoteliais vasculares15. Foi sugerido que o tratamento dos factores de risco vascular conduzirá eventualmente à prevenção primária da DA16.

Para isso, recomendamos controlos regulares da composição corporal. A avaliação resultante da eficácia dos próprios hábitos alimentares e de exercício físico pode levar a uma auto-manutenção mais optimizada.

No futuro, planeamos levar a cabo uma investigação longitudinal, verificando periodicamente a composição corporal e determinando a sua relação com as alterações na função cognitiva.

5. Conclusão

No que diz respeito à relação entre a composição corporal e a função cognitiva, encontrámos correlações com o metabolismo basal, a massa óssea, a massa muscular, a idade metabólica e a idade vascular.

Por conseguinte, a manutenção da massa muscular e da densidade óssea para evitar a progressão do envelhecimento arterial pode levar à preservação da função cognitiva.

Agradecimentos

Estamos sinceramente gratos a todos os idosos que participaram neste estudo. Agradecemos também a total cooperação do pessoal da Divisão de Relações Públicas da Universidade de Medicina de Nara, que concordou com o objetivo desta investigação e nos ajudou a planear e a recrutar os participantes.

Referência

1) Kilgour AH, Ferguson KJ, Gray CD, Deary IJ, Wardlaw JM, MacLullich AM, Starr JM. Área de secção transversal do músculo do pescoço, volume cerebral e cognição em homens idosos saudáveis: um estudo de coorte. BMC Geriatr. 2013; 13:20.

2) Tolea MI, Galvin JE. Sarcopenia e comprometimento do desempenho cognitivo e físico. Clin Interv Aging. 2015;10:663-71.

3) Arntzen KA, Mathiesen EB. Aterosclerose carotídea subclínica e função cognitiva. Ata Neurol Scand. 2011;124(Suppl. 191):18-22.

4) Hsu YH, Liang CK, Chou MY, Liao MC, Lin YT, Chen LK, Lo YK. Associação de comprometimento cognitivo, sintomas depressivos e sarcopenia entre homens idosos saudáveis na comunidade de aposentados veteranos no sul de Taiwan: um estudo transversal. Geriatr Gerontol Int. 2014;14(1): 102-8.

5) Sohrabi HR, Bates KA, Weinborn M, Bucks RS, Rainey-Smith SR, Rodrigues MA, Bird SM, Brown BM, Beilby J, Howard M, Criddle A, Wraith M, Taddei K, Martins G, Paton A, Shah T, Dhaliwal SS, Mehta PD, Foster JK, Martins IJ, Lautenschlager NT, Mastaglia F, Laws SM, Martins RN. Bone mineral density, adiposity, and cognitive functions. Front Aging Neurosci. 2015;7(16):1-10.

6) Yaffe K, Vittinghoff E, Pletcher MJ, Hoang T, Launer L, Whitmer R, Coker LH, Sidney S. Early Adult to Mid-Life Cardiovascular Risk Factors and Cognitive Function. Circulation. 2014;129(15): 1560-7.

7) Ganguli M, Fu B, Snitz BE, Hughes TF, Chang CC. Comprometimento cognitivo ligeiro: incidência e factores de risco vascular numa população coorte de base. Neurology. 2013;80(23):2112-20.

8) Qiu C, Fratiglioni L. A major role for cardiovascular burden in age-related cognitive decline. Nature Reviews Cardiology. 2015;12;267-77.

9) Qiu C, Xu W, Winblad B, Fratiglioni L. Vascular risk profiles for dementia and Alzheimer's disease in very old people: a population-based longitudinal study. J Alzheimers Dis. 2010;20: 293-300.

10) Pase MP. Marcadores vasculares modificáveis para o declínio cognitivo e a demência: a importância do envelhecimento arterial e dos factores hemodinâmicos. J Alzheimers Dis. 2- 12;32:653-663.

11) O'Brien JT, Markus HS. Factores de risco vascular e doença de Alzheimer. BMC Medicine. 2014;12(218):1-3.

12) O'Brien JT, Erkinjuntti T, Reisberg B, Roman G, Sawada T, Pantoni L, Bowler JV, Ballard C, DeCarli C, Gorelick PB, Rockwood K, Burns A, Gauthier S, DeKosky ST. Comprometimento cognitivo vascular. Lancet Neurol 2003;2:89-98.

13) Anand V, Eric AM, Rebecca B, Bradley H, Eric ES, Deborah B. The Influence of Vascular Risk Factors and Stroke on Cognition in Late Life: Analysis of the NACC

Cohort. Alzheimer Disease & Associated Disorders. 2015;29(4):287-93.

14) Carmasin JS, Mast BT, Allaire JC, Whitfield KE. Vascular risk factors, depression, and cognitive change among African American older adults. Jornal Internacional de Psiquiatria Geriátrica. 2014;29(3):291-298.

15) Weller RO, Preston SD, Subash M, Carare RO. Cerebral amyloid angiopathy in the aetiology and immunotherapy of Alzheimer disease (Angiopatia amiloide cerebral na etiologia e imunoterapia da doença de Alzheimer). Alzheimers Res Ther. 2009;1:1-13.

16) Apostolos S, Theodora P, Theodoros NS, Eleni B, Elisabeth K, Georgios T. Vascular Risk Factors and Alzheimer's Disease Pathogenesis: As abordagens farmacológicas convencionais são protectoras da progressão do declínio cognitivo? CNS & Neurological Disorders - Drug Targets. 2015;14(2):257-69.

Epílogo

Pesquisámos estudos de intervenção para idosos, centrados na prevenção de funções cognitivas debilitadas.

Com o avançar da idade, as capacidades de memória e de aprendizagem começam a diminuir, ao mesmo tempo que se inicia uma diminuição do volume cerebral. O declínio da capacidade de memória devido ao envelhecimento do cérebro é causado pela diminuição e atrofia do tamanho do hipocampo. No entanto, através do treino cerebral, podemos aumentar o tamanho do hipocampo.

De acordo com os estudos anteriores, o treino do cérebro é eficaz com exercícios cerebrais, exercícios aeróbicos e exercícios de mastigação. No entanto, neste momento, esta investigação ainda está numa curva de aprendizagem e num período de tentativa e erro. O número de relatórios de verificação do efeito dos métodos de prevenção ainda é insuficiente. Por conseguinte, é crucial acumular as provas do efeito dos métodos de prevenção.

Desta vez, verificámos uma relação entre as emoções e as funções cognitivas, uma relação entre o progresso do comprimento da passada e as funções cognitivas, e a eficácia da dupla tarefa no treino do cérebro.

Além disso, clarificámos a relação entre a composição corporal e a função cognitiva. O metabolismo basal, a massa óssea, a massa muscular, a idade vascular e a idade metabólica estão todos correlacionados com a função cognitiva, tendo sido demonstrados os benefícios dos ajustamentos diários da composição corporal.

Esta investigação demonstrou a correlação entre a largura do passo e a função cognitiva e, por conseguinte, recomendamos que os indivíduos aumentem a largura do passo padrão em 5 centímetros e andem a um ritmo mais rápido.

Esta verificação do estudo ajudar-nos-á nos estudos de intervenção a partir de agora. O nosso desafio atual é o número limitado de metodologias disponíveis para melhorar as funções cognitivas neste momento. Além disso, os seus efeitos não foram validados.

No futuro, é necessário continuar a verificar o efeito da intervenção efectuada com base nos conhecimentos empíricos desta fase.

Autores

Kazue Sawami

Departamento de Enfermagem Gerontológica, Universidade Médica de Nara

Yukari Katahata

Departamento de Enfermagem Gerontológica, Universidade Médica de Nara

Chizuko Suishu

Departamento de Enfermagem Gerontológica, Universidade Médica de Nara

Wakaya Fujii

Departamento de Terapia Ocupacional, Faculdade Júnior de Ciências da Saúde de Gifu

Hirofumi Hirowatari

Departamento de Terapia Ocupacional, Faculdade Júnior de Ciências da Saúde de Gifu

Tomiko Kamiyoshikawa

Conselho Municipal de Assistência Social de Kashihara do Centro de Serviços de Apoio Comunitário

Emi Fujita

Conselho Municipal de Assistência Social de Kashihara do Centro de Serviços de Apoio Comunitário

Mika Uraoka

Conselho Municipal de Assistência Social de Kashihara do Centro de Serviços de Apoio Comunitário

Endereço para correspondência: Kazue Sawami

Departamento de Enfermagem Gerontológica

Universidade de Medicina de Nara

840 Shijo-cho, Kashihara, Nara JAPÃO

Tel: 81-744-22-3051

Correio eletrónico: sawami@naramed-u.ac.jp

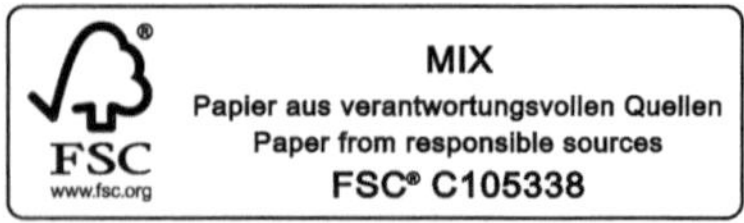

Printed by Books on Demand GmbH, Norderstedt / Germany